Commandeur GHIRELLI

LA
PHTISIE PULMONAIRE

Son Traitement

et sa Guérison

PAR LA

LIQUEUR ANTI-TUBERCULEUSE VIGON

ET

Les Injections Hypodermiques

DE SERUM ARTIFICIEL

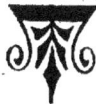

NICE
Imprimerie Centrale, V. BARÈS, 14, Rue Chauvain
—
1893

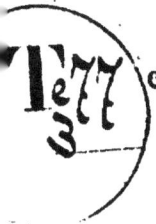

COMMANDEUR GHIRELLI

L'auteur Ghirelli

LA
PHTISIE PULMONAIRE

Son Traitement
et sa Guérison

PAR LA

LIQUEUR ANTI-TUBERCULEUSE VIGON

ET

Les Injections Hypodermiques

DE SERUM ARTIFICIEL

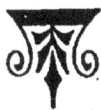

NICE
Imprimerie Centrale, V. BARÈS, 14, Rue Chauvain

1893

La Phtisie Pulmonaire

SON TRAITEMENT — SA GUÉRISON

par la liqueur anti-tuberculeuse Vigon
et les injections hypodermiques de sérum artificiel

I

Si nous devons en croire les statistiques jadis publiées sur les maladies qui causent la plus grande mortalité dans l'espèce humaine, le premier rang serait acquis à la phtisie pulmonaire, puisque, tous les ans, elle moissonne cinq millions d'individus disséminés sur toute la surface du globe. Ce chiffre, tristement éloquent, suffit à nous prouver que les plus grandes et les plus redoutables épidémies qui effrayent, par leur virulence foudroyante, et par le nombre parfois considérable de victimes qu'elles font en peu de temps, ne sont que des parques bénignes en comparaison de la tuberculose pulmonaire, laquelle, d'une façon toujours insidieuse, emprunte souvent à l'anémie, au lymphatisme ou à un rhume

négligé, le manteau trompeur sous lequel elle se
cache, se manifeste et évolue pour poursuivre ses
impitoyables ravages à travers les générations.

Justement émus par de semblables considé-
rations les savants de tous temps, et plus parti-
culièrement ceux de notre époque, étudièrent
sous tous ses aspects cette importante question,
et, tour à tour, ils apportèrent à la science
médicale le fruit de leurs études, de leurs
recherches et de leurs expériences. Ils parvinrent
à établir la vraie pathogénie de l'affection, à
décrire avec une remarquable exactitude son
évolution et ses phases, et ils en dressèrent, avec
une admirable précision, le tableau des symptômes
objectifs, subjectifs et différentiels. Mais ces
grands rayons de pure lumière venus de toutes
parts pour converger vers un foyer commun, se
trouvèrent, et se trouvent encore à l'heure actuelle,
arrêtés au milieu de leur marche par un écran
opaque, infranchissable, qui s'interpose entre eux
et le but final, vraiment utile, qu'ils doivent
atteindre. Nous avons ici nommé le but thérapeutique, le moyen de guérison.

$$\begin{matrix} & * & \\ * & & * \end{matrix}$$

Avant d'arriver nous mêmes, à l'exposition des
faits, qui nous permettent d'envisager la phtisie

pulmonaire sous un nouvel aspect, et avant de passer au nouveau traitement que nous lui opposons, il est nécessaire de relever tout d'abord tout ce qui a été tenté, fait et écrit jusqu'à ce jour sur cette importante question. Le troisième Congrès pour l'étude de la tuberculose chez les hommes et les animaux, tenu récemment à Paris, nous en offre l'occasion et les éléments, car il résume d'une façon très opportune et très complète tous les travaux accomplis et tous les progrès réalisés jusqu'à ce jour, dans ce champ spécial de la science médicale.

Si on parcourt les actes de ce Congrès, on est frappé de la profondeur et de la sagacité avec laquelle la plupart des orateurs traitent les sujets dont ils parlent : on est émerveillé des formes infiniments diverses sous lesquelles le talent de tant d'illustres médecins a su envisager la question, et des ressources multiples, sinon merveilleuses, de la science moderne en présence d'une aussi grave maladie.

D'un côté, en effet, l'école théorique et expérimentale, par les voix autorisées de M. Babes (de Bucharest) de MM. Siégen, Moulé, Weber, Cadiot, Gilbert et Roger, nous apporte des faits inédits et des vues nouvelles sur les injections de sérum de chien immunisé, sur la tuberculose expérimentale de la chèvre, dont l'immunité paraît désormais très contestée, et sur la tuberculose aviaire et bovine. D'autre part, un groupe d'hygiénistes éminents, M. Nocard, le professeur Verneuil, M. Brunon, M. Chiaïs (de Menton), M. Léon Petit, semble se préoccuper surtout du rôle de l'hygiène dans la prophylaxie préventive et curative de la tuberculose et s'étend, avec éloquence et compétence, sur le rôle de la contagion et de l'herédité, sur l'influence des maladies infectieuses comme agents provocateurs de la tuberculose, sur le régime des sanatoria, le choix du climat, l'hospitalisation des tuberculeux etc. Enfin, d'autres spécialistes, M. Hayem, M. Lejars, M. Ricochon, M. Legroux, les docteurs Weill, Diamantberger, Ozenne, Denvos, De La Jarrige envisagent surtout le côté pathologique et thérapeutique du problème et s'appliquent, soit à étudier et à décrire des formes nouvelles et des manifestations inédites du mal, soit à relater des observations cliniques des divers traitements de la tuberculose, parmi lesquels l'hypodermie joue tous les jours un rôle de plus en plus important.

Cependant, au milieu de toutes ces communications si variées et si intéressantes, n'émerge aucune conclusion convaincante et décisive. Aucun des docteurs qui ont pris part à ce Congrès, ne s'est levé pour annoncer à ses collègues la nouvelle à sensation que l'on attendait, la découverte d'un spécifique qui aurait tenu ce que la *tuberculine* de Kock n'a fait que promettre.

De cette *tuberculine*, un moment tant vantée, il a été question au Congrès de la Tuberculose, et on ne pouvait guère se dispenser d'en parler. Les divers orateurs ont reconnu à l'unanimité que si son énergie réactive était indéniable, son efficacité thérapeutique restait douteuse, et que cette lymphe tant pronée était surtout précieuse à cause des indications qu'elle peut fournir dans le diagnostic de la tuberculose latente ou mal définie.

★
★ ★

En somme, si nous cherchons à nous rendre compte des résultats pratiques de ce Congrès, qui est le troisième en son genre tenu depuis quelques années, nous constatons avec étonnement et non sans tristesse, que toutes les propositions mises aux voix n'envisagent qu'un côté de la question, l'hygiène.

De nombreux orateurs, et non des moins considérables, ont insisté sur ce point d'une façon toute particulière, en appelant l'attention de leurs collègues sur les avantages certains que la médecine peut retirer de l'application rigoureuse, intelligente et soutenue des mesures hygiéniques. C'est là, d'ailleurs, il faut le reconnaître, l'idée directrice de tout traitement moderne de la tuberculose : impuissants à supprimer la cause virulente qui mine l'organisme, les médecins cherchent à en atténuer les ravages par des mesures de prophylaxie, qui ne sont après tout que des palliatifs.

N'est-ce pas M. Bouchard qui, dans son livre récent sur les *Microbes pathogènes*, dit, à propos des tuberculeux : « Il faut changer, élever le taux « de leur vitalité par une hygiène bien entendue ; « il faut faire de leur nutrition retardante, une « nutrition normale ; pour cela, il faut mettre en « œuvre toute la série des agents hygiéniques qui « réveillent et entretiennent l'activité des élaborations chimiques ? »

Voilà qui est fort bien dit, mais nous y voyons, pour nous, un véritable aveu d'impuissance. D'ailleurs, il n'est pas exact de dire qu'il suffit de normaliser la nutrition des tuberculeux pour les guérir : parce que, en dehors des lésions organiques et des désordres secondaires qui en dérivent, il existe, suivant nous, dans le sang des tuberculeux, un principe infectieux et dissolvant qui empêche justement l'entretien et la rénovation des activités vitales, et qui contrecarre et annihile, au fur et à mesure, l'action isolée ét insuffisante des agents hygiéniques.

Certes, nous ne songeons pas à nier la nécessité d'une bonne hygiène dans la cure de la tuberculose; mais le choix d'un climat approprié, la vie en plein air, la gymnastique respiratoire [1] certaines eaux minérales et un régime alimentaire, à la fois tonique et réparateur, ne suffisent pas à guérir la phtisie : tout au plus peut-on, de cette façon, améliorer temporairement l'état de quelques malades riches et prolonger de quelques années leur existence. La vérité est que si, en une aussi terrible question, la médecine se rabat sur l'hygiène et paraît attendre d'elle le salut de ses clients, c'est qu'elle est impuissante, en l'état actuel de la science, à chercher et à trouver une médication appropriée et vraiment efficace ; c'est-à-dire, non pas un palliatif qui atténue la douleur, amende les symptômes et relève momentanément les forces affaiblies du malade, mais un véritable

---

(1) Au sujet de la gymnastique respiratoire, consulter avec profit la très intéressante brochure du docteur Ottavio de Stefano de Naples, intitulée : *La Predilezione dei Tubercoli per gli apici polmonari et la ginnastica respiratoria*, résumé d'un travail inédit publié par le journal la *Scuola Medica Napoletana*. Cette brochure, imprimée à Nola, typographie Sanfelice en 1882, est presque inconnue en France : on y trouvera, sur la genèse de la tuberculose et l'hygiène respiratoire du poumon, des vues nouvelles très judicieuses, et des conseils pleins d'à-propos.

remède qui attaque le mal à sa source et extermine
la cause même de la tuberculose, le bacille patho-
gène et spécifique. Jusqu'au jour où ce remède
sera trouvé, on pourra dire qu'on *soigne* la
tuberculose ; mais il serait puéril de vouloir pré-
tendre qu'on la *guérit*.

*
★ ★

Il ne serait pas juste cependant de dire que
tous ces Congrès et ces Conférences, malgré
leurs résultats à peu près négatifs, ne servent à
rien. Ces recherches patientes, ces observations
ingénieuses, ces expériences plus ou moins
probantes, toutes les études qui tendent à mieux
nous fixer sur la nature du mal, les essais eux-
mêmes de tant d'agents thérapeutiques nouveaux,
tout cela contribue à élargir le champ de nos
connaissances : par les travaux des bactério-
gistes, en particulier, nous sommes arrivés à
connaître la part tous les jours plus considérable,
tous les jours mieux définie qu'ont les bactéries
pathogéniques dans la genèse et le développement des maladies infectieuses.

Le malheur est que, dans cette lutte passion-
nante entre l'élément bacillaire et l'organisme,
nous sommes infiniment moins renseignés sur
tout ce qui a trait au terrain où les microbes

accomplissent leur évolution, et sur la résistance que ce terrain peut opposer aux bacilles qui l'envahissent, ou aux toxines que ces bacilles secrètent.

Nous étudions séparément le bacille et l'organisme; mais le processus pathologique du microbe évoluant dans l'organisme nous échappe encore en partie, et c'est là, sans doute, la cause de tant de confusions, de tant d'erreurs, de tant d'insuccès.

Il ne manque pas de médecins, rebelles au nouvel ordre d'idées, pour proclamer que le milieu est tout, que la fatigue, une imparfaite nutrition, l'usure de l'organisme, les influences athmosphériques, suffisent à expliquer les diverses perturbations du corps humain, sans avoir recours à l'élément infectieux; en revanche, d'autres savants font la part trop belle au microbe et lui attribuent en pathogénie un rôle prépondérant et quasi exclusif; ni les uns ni les autres n'ont absolument raison, ni absolument tort. La vérité, selon nous, réside dans une opinion moyenne qui fusionnerait, dans ce qu'elles ont d'acceptable, ces deux opinions extrêmes.

★
★ ★

Pour la phtisie pulmonaire notamment, depuis

les travaux de Vuillemin et les recherches de
Koch, il est certain que le processus tuberculeux
est le fait d'un bacille spécifique : mais il est non
moins certain aussi que des causes extérieures
variées interviennent, presque toujours, pour
déterminer soit l'éclosion du mal latent, soit
son évolution plus ou moins rapide et maligne.

Dans le traitement de la tuberculose, il faut
donc, ce nous semble, tenir compte de deux
facteurs essentiels :

1° L'élément bacillaire, cause première et
suprême du mal ;

2° Les symptômes secondaires, résultant de
l'affaiblissement de l'organisme et de la nutrition
retardée.

. La cure dite *hygiénique*, à laquelle nous
faisions plus haut allusion, a pour but de combattre l'action nocive des agents extérieurs et
d'arrêter, dans une certaine mesure, par une
bonne alimentation et une vie active dans un
milieu salubre, la déchéance physiologique de
l'organisme. Mais l'hygiène seule est impuissante
à soulager le malade épuisé : la fièvre, les sueurs
nocturnes, la toux, l'anorexie, la prostration, les
troubles dyspeptiques, qui ne sont que des symptômes secondaires et des troubles accessoires

chez les tuberculeux, ne peuvent être vaincus par
la simple hygiène.

C'est ici qu'interviennent, jusqu'à ce jour, ces
milliers de panacées toutes plus illusoires les
unes que les autres, ces préparations toniques,
cordiales, calmantes, fébrifuges, qu'on administre
depuis tant d'années aux phtisiques, non pas
pour les guérir — les médecins eux-mêmes
avouent que c'est improbable et même impossible — mais pour leur rendre la vie moins
cruelle et la mort plus douce. Potions de toute
sorte, mixtures, extraits, poudres, élixirs, sirops,
fumigations, badigeonnages, inhalations, que
n'a-t-on pas fait depuis une trentaine d'années
pour essayer de galvaniser ces squelettes mou-
rants ? Tout est resté sans effet, ou du moins
l'effet n'a été que momentané et incomplet.

*
* *

C'est alors qu'en désespoir de cause, on a
fait intervenir un moyen thérapeutique jusque
là peu connu, et sur lequel on fondait d'abord de
grandes espérances, l'hypodermie.

Il faut lire dans l'excellent ouvrage que vient
de publier le docteur Daremberg, la longue liste
des substances introduites par les voies sous-
cutanées dans l'organisme des tuberculeux, pour

se faire une idée des inépuisables ressources que la pharmacopée moderne met à la disposition des cerveaux inventifs : eucalyptol, camphre, neuthal, thymol, phosphate de cuivre, acetate d'alumine, cantharidate de potasse, chlorure de zinc, acide borique, aristol, sublimé, acide phénique, naphtol, créosote, gaïacol, benzoïl-gaïacol, styracol, glycérine, toutes les huiles, toutes les benzines, tous les balsamiques ont été, à leur tour, introduits sous la peau des tuberculeux.

Ajoutez à cela les transfusions et les injections hypodermiques de sang et de sérum, de sang d'oiseau, de chien, de chèvre, toutes les injections de liquides organiques, sucs nerveux, sucs testiculaires, sucs musculaires, sucs glandulaires.

Mais un coup terrible a été porté aux fanatiques de l'hypodermie, par la récente publication du docteur Chéron qui a prouvé clairement et péremptoirement que « toutes les « injections hypodermiques — quel que soit le « liquide employé, à condition qu'il ne possède « aucun pouvoir vénéneux et qu'il n'exerce « aucune influence locale nocive — procurent « constamment aux tuberculeux une grande « amélioration. » Il est donc inutile, d'après lui d'injecter telle ou telle substance ; car toutes se valent et toutes produisent les mêmes effets :

relèvement de l'appétit, suppression des vomissements après les repas, augmentation de poids,
cessation des sueurs nocturnes, retour des forces,
facilité plus grande à respirer et à expectorer.

D'où la conclusion assez naturelle, qu'il est
préférable, en tout état de cause, d'injecter aux
tuberculeux un sérum artificiel chimiquement
pur, qui a, sur toutes les solutions préconisées jusqu'ici, l'avantage d'être plus actif et plus inof-
fensif.

Au demeurant, ces injections, si bienfaisantes
qu'elles soient, ont-elles une action quelconque
sur la cause première du mal, le bacille patho-
gène ? Nullement. Les symptômes favorables
qu'on remarque chez le tuberculeux soumis aux
injections de sérum artificiel « ne sont, dit M.
« Chéron, que des signes de l'action tonique
« exercée sur l'état général, des signes du relève-
« ment de la vitalité, et *non pas des symptômes*
« *de guérison réelle, d'anéantissement du bacille,*
« *de suppression de la cause.* »

Cependant, pouvoir procurer aux phtisiques,
dont les lésions ne sont pas très profondes et qui
n'ont pas habituellement la fièvre, une améllio-
ration si notable et leur donner l'illusion de la
guérison, c'est déjà une grande conquête.

« *Mais*, ajoute M. Chéron, *aujourd'hui*

« *comme hier, nous ne connaissons rien qui dé-*
« *truise directement le bacille de la tuberculose,*
« *rien qui soit propre à en vacciner l'espèce* ».

Cette opinion est confirmée par celle de MM.
Charles Richet et Héricourt, lesquels, avec une
grande clairvoyance et une entière bonne foi,
après avoir fait à des phtisiques des inoculations
de sang de chien, ont reconnu que *leur action
sur l'élément bacillaire avait été nulle*, mais que
cependant l'amélioration de l'état général était
incontestable, durable et sérieusement acquise.

*
* *

Pour nous résumer donc, nous arrivons,dans
cette étude préliminaire, aux conclusions suivantes :

1º De tous les remèdes internes préconisés
jusqu'à ce jour contre la phtisie pulmonaire,
aucun n'atteint le but qu'il se propose, qui est
d'annihiler la cause première du mal, le bacille.

2º Une bonne hygiène et des injections sous-
cutanées de sérum artificiel, peuvent amender
favorablement les divers symptômes de la phtisie,
en agissant sur l'état général comme toniques
reconstituants, mais tant les agents hygiéniques
que les injections hypodermiques restent sans
action sur l'élément bacillaire.

Or, le bacille voilà l'ennemi ! C'est lui qu'il faut atteindre avant tout, si l'on veut véritablement *guérir*. Et c'est à le détruire, à l'exterminer que doit viser un traitement complet et vraiment efficace de la tuberculose.

Ce traitement, nous en avons combiné les éléments essentiels et nous allons en exposer ici les grandes lignes directrices.

II

Dans la phtisie pulmonaire il faut, à notre avis, tenir compte non seulement des lésions locales du poumon, produites par l'évolution des tubercules, mais *aussi d'un état général d'intoxication lente de l'organisme, dû au passage dans le sang des toxines sécrétées par le bacille de Koch, intoxication qui se révèle par les divers désordres fonctionnels qui compliquent l'état général des phtisiques, en dehors des lésions des organes de la respiration.*

C'est cette intoxication qui rend le terrain de plus en plus favorable au progrès de la maladie, et qui oppose à tous les agents thérapeutiques un

obstacle insurmontable. Pour se convaincre de la
vérité de ce que nous avançons, qu'on veuille
bien se reporter aux leçons professées par le
docteur Potain, de Paris. Dans une de ces leçons,
ayant à parler des désordres dyspeptiques,
gastralgie, gastrites, vomissements, constatés par
lui chez plusieurs tuberculeux, l'illustre professeur déclara qu'il faut chércher la cause de ces
symptômes, dans *l'agent chimique* ou *vivant*
provenant de la suppuration des cavernes,
lequel se transmettrait au moyen des crachats
inconsciemment avalés, ou par *la voie du
sang.*

« L'importance des poisons chimiques dans la
« pathogénie des lésions infectieuses a été d'ail-
« leurs bien mise en évidence par Bouchard ; M.
« le docteur Gaucher, dans sa dernière séance à
« la Faculté de Médecine de Paris et en parlant
« du lupus érythémateux déclare explicitement
« que dans la tuberculose le follicule tuberculeux
« n'est pas tout, que la cellule géante n'est pas
« tout, que le bacille lui-même n'est pas tout ;
« qu'il y autre chose ; il y a le *poison chimique,*
« la *toxine* élaborée par le bacille, toxine qui
« acquiert même une prépondérance sur l'action
« directe du bacille. »

Nous savons, en outre, que certaines conditions

pathologiques déterminent dans certains liquides de l'organisme, un véritable état de toxicité. Les deux exemples suivants, tirés d'expériences faites sur deux maladies, dont une éminemment maligne et infectieuse et l'autre tout à fait bénigne, sont suffisants à le démontrer.

1re *expérience.* — Après avoir fait une saignée à un cholérique à la période algide, on laisse reposer le sang : le sérum se sépare rapidement, il est limpide, légèrement coloré en jaune, d'apparence absolument normale. Si l'on inocule dans la veine d'un lapin quatre centimètres cubes de ce sérum, par chaque kilogramme du poids total de l'animal, il se déclare rapidement un choléra expérimental typique, avec diarrhée, hypothermie, coma et mort. Et cependant, le *sang des cholériques, examiné au microscope, ne contient aucune trace de bacilles* (le point de localisation étant exclusivement l'intestin). En outre, le sérum mis dans l'étuve à cultures à 37°, et ensemencé çà et là de bacilles, *reste absolument indemne !* L'expérience est du docteur Mairet professeur à la faculté de Montpellier.

2me *expérience.* — Celle-ci a été faite par le docteur Griffiths et porte sur une maladie relativement bénigne, l'eczéma. De l'urine d'individus atteints d'eczéma, le docteur Griffiths a extrait une nouvelle ptomaïne très toxique. Une simple solution de cette ptomaïne dans l'eau stérilisée, injectée à un cobaye le tue rapidement. Cette ptomaïne ne se trouve jamais dans l'urine normale.

*
* *

Nous pouvons donc considérer à bon escient la phtisie pulmonaire comme une maladie relevant de deux causes, une primitive et l'autre secondaire; la première, c'est la lésion microbienne localisée aux poumons; la seconde c'est l'intoxication produite par les toxines secretées par les bacilles et versées dans le sang.

Ces idées étant admises, nous en pouvons conclure que la cure de la phtisie pulmonaire doit avoir un double but et se réaliser par deux moyens.

1° Combattre et détruire l'état bacillaire.

2° Détruire l'intoxication générale de l'organisme et réveiller l'activité des fonctions de nutrition.

Nous atteignons le premier but avec le traitement interne par la *liqueur anti-tuberculeuse* préparée par M. J. Vigon.

Les injections hypodermiques de sérum artificiel constituent le second moyen.

L'emploi judicieux des agents hygiéniques, ici comme ailleurs, complète enfin le traitement.

★
★★

Pour bien expliquer la manière dont agissent les nouveaux moyens thérapeutiques préconisés par nous, il nous faut poser diverses questions et y répondre catégoriquement :

1º Qu'est ce que cette *liqueur anti-tuberculeuse ?*

— C'est une préparation spéciale, obtenue avec le sang et le sérum du mouton, et qui a la propriété de s'opposer au développement et à l'évolution des bacilles de la tuberculose, par action antagoniste, en constituant un état bactéricide qui est la condition essentielle de la guérison.

2º Pourquoi a-t-on choisi le sang de mouton pour cette culture, plutôt que le sang de chèvre ou de chien ?

— Parce que il est désormais prouvé que si la chèvre et le chien sont, jusqu'à un certain point, réfractaires à la tuberculose des autres animaux, et surtout à la tuberculose aviaire, ils ne possèdent pas d'immunité contre la tuberculose humaine ; et cette immunité, tant vantée pour la chèvre, doit être attribuée uniquement au petit nombre d'individus de l'espèce caprine et aux

observations peu nombreuses faites sur ces animaux. Il est prouvé, au contraire, que le mouton
est, jusqu'a présent, l'animal le plus réfractaire
à la tuberculose humaine, et la transfusion de
son sang, pratiquée sur une large échelle en
Allemagne et en Italie, n'a jamais donné lieu à
aucun des inconvénients nuisibles qui se sont
vérifiés dans l'emploi du sang d'autres animaux
— ainsi que l'a déclaré, d'ailleurs, le professeur
Laborde, dans une séance de la société de Biologie
de Paris, le 3 juin 1893.

Au demeurant, l'idée d'utiliser la viande et
le sang du mouton pour la cure de la phtisie
n'est pas neuve. Sans remonter à Dioscoride qui
préconisait déjà, au premier siècle de notre ère,
l'emploi de la viande de mouton crue, pilée,
contre la phtisie pulmonaire, nous citerons de
nos jours, le professeur Fuster, qui à Marseille,
en 1865, conseillait, dans les mêmes cas, l'usage
de la viande crue de mouton, administrée à petites
doses dans une potion alcoolique.

Ce qu'il y a de plus frappant encore, c'est
que les pâtres qui vivent parmi les moutons ne
sont jamais atteints de tuberculose, tandjs que
toutes les autres classes de la société payent à
cette terrible maladie un tribut redoutable.

De là cette conséquence qu'il existe dans

le sang du mouton un principe antagoniste
au développement de la tuberculose, comme il
existe dans le vaccin un principe bactéricide, qui
est la cause essentielle de l'immunité variolique.

3° Pourquoi, étant donné ces propriétés
spéciales du sang du mouton, ne pas l'employer
en transfusions ?

— Parce que — en dehors des difficultés et des
dangers qu'une telle opération présente,il faudrait
remplacer presque tout le sang du malade par
celui de l'animal, et qu'il est plus prudent et plus
efficace de faire abstraction de la question de
masse ou de quantité pour se servir uniquement
du principe actif, de l'alcaloïde, comme il
arrive de le faire dans les fièvres paludéennes,
où l'on emploie quelques grammes de sels de
quinine au lieu de beaucoup de kilogrammes
d'écorce de quinquina.

4° Quelle différence y-a-t-il entre la tuberculine de Koch et la liqueur anti-tuberculeuse
de J. Vigon que nous préconisons ?

— La différence est essentielle et vraiment
capitale.La tuberculine de Koch est une culture de
substances organiques tuberculisées et atténuées ;
ses effets sont énergiques sur les malades atteints
de la tuberculose et se traduisent d'ordinaire
par une aggravation des symptômes, qui, de

l'état fébrile intense peuvent augmenter jusqu'à la mort.

La tuberculine de Koch constitue, non pas un agent curatif — au moins à l'heure actuelle — mais simplement un instrument précieux pour aider au diagnostic des tuberculoses latentes. Sur les personnes et sur les animaux sains, l'effet de la tuberculine est nul, en tous cas peu grave et momentané.

Notre liqueur anti-tuberculeuse, au contraire, produit chez les malades atteints de phtisie pulmonaire, une amélioration presque subite, durable et chaque jour plus marquée. Chez les personnes saines, l'effet se manifeste par des nausées, un malaise général, quelquefois par des vomissements; mais les complications sont rares et tout symptôme disparaît dès que l'on suspend l'usage du remède.

Cette différence dans les effets reconnait une différence de causes. Dans la tuberculine de *Koch* c'est le virus lui-même, atténué, qui devrait agir d'une façon salutaire, comme agit souvent le virus rabique atténué sur l'hydrophobie. Dans notre remède anti-tuberculeux, au contraire, c'est le principe actif contenu dans le sang du mouton, qui agit en antagonisme absolu avec les éléments tuberculisants. Et comme il n'y a pas d'action sans réaction, il est facile de comprendre que, dans notre cas, cette réaction est éminemment curative pour les tuberculeux.

5° Qu'est-ce que le sérum artificiel destiné aux injections hypodermiques, et quels sont ses effets contre l'intoxication générale admise plus haut ?

— Le sérum artificiel dont nous conseillons l'emploi est une solution ainsi composée :

Chlorure de sodium..... 10 grammes.
Sulfate de soude...... 4 »
Acide phénique *neigeux* 1 »
Eau distillée......... 1 litre.

Les sels doivent être chimiquement purs et le sérum ainsi obtenu doit être filtré et stérilisé.

La formule de ce sérum varie un peu de celle du docteur Chéron : la quantité de chlorure de sodium est augmentée, celle de sulfate diminuée, le phosphate est supprimé. La raison de ces changements réside dans les effets que l'on veut obtenir.

Si nous ajoutons, par exemple, une certaine quantité de chlorure de sodium à une solution de chlorure de potassium, qui est très toxique, le degré de toxicité de ce dernier se trouve considérablement diminué et son élimination devient rapide. Cette action du chlorure de sodium se produit également sur les substances nocives de l'organisme, car il a été prouvé par expérience, que ce sel diminue notablement la toxicité des matières colorantes de l'urine injectées à des cobayes.

L'effet de ce sérum artificiel, à la dose de *dix grammes pour chaque injection* n'est pas seulement de mettre dans les vaisseaux sanguins du liquide, d'exciter le cœur, de remonter la pression artérielle, mais son rôle principal est autrement important, car il charrie les virus, les substances toxiques du sang vers les émonctoires naturels de l'organisme, ranime l'hématose [1] enfin il neutralise les toxines et réforme le sang du malade. Son élimination se fait ensuite par les glandes salivaires, par les intestins, sans être jamais nuisible à ces émontoires, et cette élimination est toujours accompagnée des principes nocifs du sang.

En résumé, le chlorure de sodium, outre son action diurétique, a aussi une action neutralisante sur les substances toxiques en suspension dans le sang : la part de ce sérum qui ne peut être éliminée par les voies rénales, se dépose sur les

---

(1) L'action de chlorure de sodium se porte aussi sur les hématies ; celles-ci deviennent plus résistantes et facilitent la régénération du sang. Otto et Castellino affirment que, sous l'influence de ce sel, la régénération du sang est plus rapide, et que les formations hémoglobiniques sont stimulées.

organes et sur les tissus, en facilitant leur fonc-
tionnement, surtout celui du foie, et en contri-
buant ainsi *au relèvement de la nutrition générale.*

III·

Traitement de la Phtisie Pulmonaire

Doses et mode
d'administrer la liqueur
anti-tuberculeuse

La *liqueur anti-tuberculeuse* est administrée
à l'intérieur, par gouttes, dans un véhicule
composé selon la formule suivante :

Glycérine neutre officinale à 3o°. . . . 5oo gram.
Teinture d'iode. 3   gram.
Iodure de potassium. 5   gram.
Eau distillée (pour dissoudre l'iodure) 20 gram.

Chaque goutte de liqueur anti-tuberculeuse
doit être prise dans une cuillerée à bouche de
cette solution.

On donne au malade une goutte le premier

jour, une demie-heure avant le premier déjeuner;, deux gouttes le deuxième jour, la première à l'heure sus-indiquée, la seconde une demie-heure avant le repas de midi ; — trois gouttes le troisième jour, une le matin, une à midi et une le soir, toujours une demie-heure avant le repas. Chacune de ces gouttes, il est bon de le répéter, doit être prise dans une cuillerée de la solution de glycerine iodo-iodurée, dont nous avons donné plus haut la formule.

On continue, pendant une semaine. à administrer au malade trois gouttes par jour, puis on redescend à deux et à une, pour recommencer la progression ascendante et ainsi de suite jusqu'à complète guérison.

D'une manière générale, ce remède est assez bien toléré et il n'y a pas d'accidents fâcheux à redouter : toutefois, s'il survenait des nausées ou des vomissements, il faudrait pendant quelques jours en suspendre l'emploi.

★
★ ★

Nous employons la glycérine comme excipient et adjuvant pour l'administration de notre liqueur anti-tuberculeuse, parce que ce corps, ce principe doux des huiles, appartient depuis les savantes recherches de M. Berthelot, à la classe

des alcools triatomiques et MM. Audigé et Dujardin-Beaumetz ont démontré, en des travaux
très appréciés, que cette substance, administrée
à haute dose à des animaux, détermine un
ensemble de symptômes auquel ils ont donné le
nom de *glycérisme*, comparable dans une certaine mesure à l'*alcoolisme*.

La glycérine est donc un médicament d'épargne
analogue à l'alcool et qui rend, comme l'a prouvé
Jaccoud, de réels services dans la cure des
phtisiques. Il est entendu que la glycérine dont
nous nous servons est chimiquement pure, condition indispensable pour éviter l'irritation des
voies digestives.

Quant à l'iode et aux préparations iodées,
on sait que ces substances médicamenteuses
jouent aussi dans la cure de la phtisie un rôle
considérable (Chantemille, Macario, Piorry) et on
explique facilement ce fait aujourd'hui par l'action
anti-microbienne de l'iode et de ses dérivés.

Injections hypodermiques
de sérum artificiel

Pour faire ces injections, il faut avoir :

1º Une seringue à injections sous-cutanées,
de la capacité de 10 cent. cubes avec aiguille en
platine (système du Docteur Sautoul).

2° 1 flacon de sérum artificiel

Maintenant, voici comment on procède.

On flambe d'abord à l'alcool l'aiguille de la seringue, après y avoir introduit le sérum.

On lave la peau avec de l'eau phéniquée au 2°|o.

On soulève la peau avec le pouce et l'index de la main gauche, et, avec la main droite, on introduit vivement l'aiguille sous le derme, et on pousse, avec l'index de la main le piston de la seringue ; cette opération doit être faite d'un seul trait pour les injections de un à deux grammes ; tout doucement et peu à peu pour les injections de quantité supérieure.

L'aiguille une fois retirée, on massera légèrement la partie de la peau soulevée par l'injection, pour favoriser l'absorption du liquide. La dose de sérum à injecter — pour chaque opération — est de 10 grammes, on peut les renouveler deux fois par jour. La région à choisir de préférence est la région fessière, derrière le trochanter, ou en *dehors* des cuisses.

Si on opère selon ces règles et avec ces précautions, on n'a jamais à redouter ni abcès ni phlegmon.

Régime

1° Lait, mais non exclusivement, parce qu'il affaiblit l'estomac ; deux fois par jour.

2° Beurre, graisse d'oie, foie gras, sardines à l'huile, gras de jambon : l'importance des corps gras dans l'alimentation des phtisiques est très considérable, car ces substances hydrocarburées servent à la calorification.

3° Viande crue ou en purée, mélangée avec de l'eau-de-vie (Fuster, de Montpellier, Acad. des Sciences, juin 1865).

4° Huitres, parce qu'elles contiennent des principes bromo-iodurés.

5° Pain de son, à cause des phosphates qu'il renferme.

6° Farines de lentilles, qui contient aussi des phosphates et du fer en notables proportions.

Vins.— Vins généreux de Sicile et d'Espagne, de temps en temps quelques verres de bonne et vieille eau-de-vie. mais jamais d'alcool d'une *façon habituelle,*

En résumé, alimentation aussi tonique et aussi active que possible, en multipliant surtout le nombre des repas.

Vêtements. — Porter des gilets de flanelle, des plastrons s'appliquant sur la poitrine.

Faire recouvrir avec soin les épaules du malade de vêtements légers qui ne gênent pas la respiration.

Que la chambre du malade soit grande, bien

aérée, exposée à une bonne orientation : rejeter
les tentures trop épaisses, qui viendraient em-
pêcher le jour et la lumière d'y pénétrer ; pas
de rideaux qui couvrent le lit, et surtout pas
d'alcôve.

====

IV

La Recherche du Bacille de Koch

Il est fort utile, croyons-nous, et presque
indispensable de s'assurer si un malade atteint
d'affection pulmonaire est réellement phtisique,
c'est-à-dire tuberculeux. Le bacille de Koch ayant
conquis droit de cité dans la pathologie, sa recherche devient un fait important, d'absolue
nécessité, pour le diagnostic certain de la tuberculose.

Cette recherche se fait surtout dans les crachats et dans les produits de l'expectoration,
mais elle peut aussi se faire dans l'urine, dans
le pus et dans les épanchements pathologiques,
en suivant un procédé invariable qui est absolument le même dans tous les cas.

Pour procéder à la recherche du bacille de

la tuberculose, un certain nombre d'instruments sont indispensables ; mais heureusement, sauf le microscope, ils sont très peu coûteux.

Il faut :

Du papier filtre ;
Une lampe à alcool ;
Des aiguilles à dissocier ;
Quelques pinces à histologie en acier ;
Des cristallisoirs en verre et des soucoupes creuses ;
Des verres de montre ;
Des lamelles minces porte-objets ;
Des lames en verre porte-objets ;
Un microscope muni d'un objectif à immersion homogène et d'un éclairage concentrateur.

Les réactifs qu'on doit posséder sont aussi très simples, ce sont :

De l'alcool à 90° ;
De l'acide nitrique ;
De l'eau distillée ;
De la fuchsine *en gros cristaux*, qui porte le nom de fuchsine à l'alcool ;
Du vert de méthyle ;
De l'acide phénique cristallisé ;
Du baume de Canada ;
De l'éther sulfurique ;

Une fois en possession de ces réactifs, on devra préparer les solutions suivantes :

1° *Solution de fuchsine*. Peser séparement.

Fuchsine. . . . . , ...   1 gramme.
Acide phénique cristallisé. 5   »
Eau distillée. . . . .   100 »

Placer la fuchsine dans un flacon bouché à l'émeri d'une contenance de 125 grammes et y verser par dessus 10 grammes d'alcool à 90°, agiter jusqu'à ce que la solution soit à peu près complète. Dissoudre à part l'acide phénique dans une petite quantité d'alcool, tout juste suffisante pour amener la dissolution, le verser dans les 100 grammes d'eau distillée et, une fois le mélange formé, verser le tout dans le flacon de 125 grammes qui contient déjà la fuchsine dissoute dans l'alcool Agiter à plusieurs reprises : au bout de quelques heures la dissolution est complète et se conserve indéfiniment, toujours prête pour l'usage.

2° *Solution de vert de méthyle.*

Placer cinq grammes de vert de méthyle au fond d'un petit flacon de 60 grammes environ et remplir le flacon avec de l'alcool à 90°.

3° *Solution d'alcool et d'éther.* Se fait en mélangeant deux volumes égaux d'éther sulfurique ordinaire et d'alcool à 90°.

4° *Solution d'acide nitrique.* Mélanger 25 centimètres cubes d'acide nitrique avec 100 grammes d'eau distillée.

Voici maintenant comment on procède pour faire une préparation.

1° Etendre une parcelle de crachat sur une lamelle.

2° Colorer la préparation par la fuchsine.

3° La décolorer par l'acide nitrique.

4° Recolorer le fond de la préparation.

5° Monter la préparation d'une façon définitive.

—

1° *Etendre et fixer le liquide à examiner sur les lamelles.* On commence par nettoyer à l'alcool quelques lamelles, de façon qu'elles soient admirablement claires et propres, puis on les essuie soigneusement avec un linge fin.

De la main droite on saisit une pince qu'on flambe sur la lampe à alcool, on prend dans le crachoir une petite parcelle de crachat, gros comme une tête d'épingle environ, puis on dépose cette parcelle au centre d'une lamelle propre.

Il faut choisir dans les produits d'expectoration les parties purulentes, plus riches en bacilles. On prend ensuite une seconde lamelle propre

qu'on pose sur la première, de manière à empri-
sonner ce petit crachat qu'on écrase entre ces deux
lamelles en pressant légèrement avec les doigts,
pour étaler la substance aussi bien que possible
et obtenir une couche très mince. On sépare les
lamelles en les faisant glisser doucement l'une
sur l'autre, puis on les pose à plat, sur un papier-
filtre, la face chargée de crachat tournée en
haut, et on les abandonne ainsi à la dessication
spontanée.

Une fois la dessication complète, ce qui a lieu
après quelques minutes, on laisse tomber avec
un compte-goutte, une ou deux gouttes du mélange d'alcool et d'éther sur la face de la lamelle
où sont les crachats. Cette petite opération a
pour effet de faire adhérer et de fixer définitive-
ment la substance à examiner à la lamelle de
verre : on attend de nouveau que la dessication
soit complète, ce qui a lieu en quelques instants.

2° *Colorer la préparation.* Verser dans un
verre de montre deux grammes environ de la
fuchsine phéniquée ; puis, saisissant la lamelle
entre les doigts, on la laisse tomber très
légèrement à plat sur la solution colorante,
de façon qu'elle flotte sur le liquide par sa
légèreté, la face contenant les crachats en contact

avec la couleur. La coloration d'une lamelle ne demande pas plus de dix minutes.

Pendant que la coloration se fait, on prépare les solutions dont on va avoir besoin pour terminer la préparation. On place devant soi, en allant de gauche à droite.

(a) Un cristallisoir contenant deux cents grammes d'eau distillée.

(b) Une soucoupe contenant la solution d'acide nitrique.

(c) Une soucoupe contenant de l'alcool.

(d) Un grand verre de montre contenant de l'eau distillée, dans laquelle on fait tomber deux gouttes de la solution de vert de méthyle.

(e) Un cristallisoir contenant 100 grammes d'eau distillée.

3° *Décolorer la préparation.* On saisit la préparation avec une pince et on la lave dans l'eau distillée où on l'agite légèrement jusqu'à ce qu'elle ne laisse plus échapper de couleur. On la prend de nouveau avec la pince et on la porte une seconde fois dans la solution d'acide nitrique, où on la place *sans la lâcher* et en remuant très doucement pendant quatre ou cinq secondes. On la laisse alors tomber dans l'alcool où elle doit rester jusqu'à ce que la décoloration soit tout à fait complète.

Après cette manipulation, les bacilles de Koch seuls sont colorés en rouge, le reste de la préparation, fibrine, leucocytes, cellules épithéliales, débris pulmonaires, etc., est incolore. Mais lorsque les bacilles sont peu nombreux ils se détachent mal sur ce fond incolore, et il y a avantage à colorer les autres substances de la préparation par une couleur différente. Voici comment il faut s'y prendre.

4° *Recolorer la préparation.* Après avoir sorti la préparation de l'alcool, on la passe rapidement dans l'eau et on plonge la lamelle dans le verre de montre contenant la solution diluée de vert de méthyle; on l'y laisse trois ou quatre minutes. Quand la préparation présente une légère teinte verte, on la sort de la teinture et on met la lamelle dans l'eau distillée pour la debarrasser parfaitement de toute couleur en excès.

Une fois que l'eau n'extrait plus de couleur, on saisit la lamelle avec une pince et on la place sur une feuille de papier-filtre, après avoir eu soin de l'égoutter en mettant ses bords en contact avec le papier-filtre, et en la maintenant verticale quelques instants ; puis on l'abandonne à la dessication spontanée.

5° *Monter la préparation*. Une fois la dessication opérée complètement, on s'assure quel est
le côté de la lamelle enduite de crachat : ce côté
est facilement reconnaissable à son aspect mât
et gris bleuâtre, l'autre face étant, au contraire,
restée lisse et brillante.

Ceci fait, on prend avec une baguette de verre
une goutte de baume du Canada dissous dans
le xylol, on la place au centre d'une lame porte-
objet bien propre, et on place la lamelle doucement
sur cette goutte, la face du crachat en contact
avec le baume.

L'examen microscopique pourra alors être
pratiqué suivant les règles usitées en pareil cas.

Il est avantageux de faire plusieurs préparations à la fois, car il serait possible qu'une des
parties du crachat ne contienne pas de bacille, et
on les retrouverait alors dans les autres préparations.

*(Extrait d'une leçon du docteur Dubief, chef
du laboratoire des travaux anatomo-patholo-
giques du docteur Dujardin-Beaumetz).*

V

Observations Médicales [1]

Nice, le 25 Octobre 1893

Mon cher M. Vigon,

Vous m'avez demandé de vous donner mon avis sur la *liqueur anti-tuberculeuse* que vous venez de préparer. Je m'empresse de vous faire part des résultats certains que j'ai obtenus par l'emploi de cette liqueur, sur une jeune fille de vingt-six ans, atteinte de tuberculose pulmonaire au second degré,

---

[1] Nous nous bornons à reproduire ici quelques unes des observations les plus saillantes faites par les divers médecins qui ont déjà mis à l'essai les vertus thérapeutiques de la liqueur anti-tuberculeuse. Nous ne pouvons résister cependant au plaisir de reproduire l'appréciation d'un médecin espagnol de Valencia. M. le docteur Lorenzo Martinez, qui nous écrivait récemment « *Hé de confesar, a fuer de ser imparcial, que si dicho liquido no resuelve completamente el problema, con relacion a los tuberculosos en el ultimo periodo, es un escelente anti-microzoario que destruye, aniquila y estermina las formas parasitarias primitivas, quedando el enfermo con una broncho-alveolitis catarral que el micro-parasito ha dejado como triste presente y que desaparece paulatinamente en algun tiempo.* » Ce qui veut dire en francais : Je dois confesser pour être impartial que si ce liquide ne résout pas complètement le problème à l'égard des tuberculeux au dernier degré, c'est cependant un excellent anti-microzoaire qui détruit, annihile, extermine, les formes parasitaires primitives, ne laissant au malade etc., etc.

L'occasion m'a manqué de faire d'autres observations, mais je considère que celle-ci est assez
probante pour mériter d'être notée. Si, par la suite,
j'ai de nouveau quelque malade de ce genre à traiter,
je n'hésiterai pas à recourir une fois encore à votre
préparation, dont l'efficacité m'est démontrée, de
préférence à tout autre remède.

Quelques confrères seront tentés peut-être de me
reprocher mon intervention en cette occurrence, et
s'étonneront que j'aie consenti à essayer sur un
malade un remède nouveau dont j'ignorais les effets.
A ceci, je répondrai que la composition de la *liqueur
anti-tuberculeuse* Vigon m'étant connue, je ne mar-
chais nullement à l'aveuglette, et qu'à la dose où elle
est administrée, cette liqueur est sans effets nocifs
sur l'organisme ; au demeurant, la thérapeutique
actuelle n'offrant pour ce genre de maladie que des
médicaments illusoires, je crois que le devoir d'un
médecin sérieux, qui s'intéresse à la vie de ses malades,
est de tenter des essais loyaux avec les remèdes
nouveaux qu'on lui offre, tout en s'entourant des
précautions d'usage et en n'agissant qu'à bon escient.

Ceci dit, venons au fait. J'avais commencé à
soigner ma malade par les moyens ordinaires, quelques mois avant d'avoir reçu de vous la *liqueur anti-
tuberculeuse*. J'avais déjà épuisé sur elle tous les
moyens curatifs connus sans obtenir aucun résultat
sérieux. Inhalations d'oxygène, glycerine créosotée,
vins toniques phosphatés, badigeonnages de teinture

d'iode, pointes de feu, rien ne semblait la soulager.

A la suite d'une pluie violente qui l'avait surprise en pleine transpiration, cette jeune fille avait été prise d'une bronchite qui n'avait pas tardé à dégénérer en phtisie ; les sommets des deux poumons étaient sérieusement pris : à l'auscultation et à la percussion, le diagnostic de tuberculose pulmonaire s'imposait. La respiration était oppressée, l'haleine fétide, le facies caractéristique, l'appetit presque nul, avec un dégoût prononcé pour la viande saignante.

Avant de commencer la cure par votre liqueur, je lui demandai son consentement, et, dans l'espoir d'être plutôt débarassée de son mal, elle y consentit de grand cœur. Cette jeune personne est repasseuse de son état et, depuis plusieurs mois déjà, elle a dû quitter son atelier, au grand détriment de ses vieux parents qui sont pauvres et qu'elle soutenait de son travail. C'était donc une véritable œuvre humanitaire que d'essayer de la tirer de ce mauvais pas.

Selon vos indications, je commençai par faire prendre à la malade, pendant trois jours, une seule goutte de *liqueur*, dans une cuillerée de solution iodo-iodurée : le quatrième jour jusqu'au septième j'augmentai la dose journalière d'une goutte, de façon que la malade prît une goutte le matin et une goutte le soir ; enfin les sept jours suivants je portai à trois le nombre des gouttes à prendre chaque jour.

Il faut vous dire aussi que pour me conformer entièrement aux instructions reçues de vous, j'avais fait à la malade, dès le premier jour du traitement, des injections sous-cutanées de sérum artificiel à la dose de 10 grammes pour chaque injection. Cette petite opération que je faisais d'abord une fois par jour dans la région des cuisses, j'ai pu ensuite la renouveler deux fois dans la même journée, sans qu'il se soit déclaré jamais aucun abcès. L'influence tonique de ces injections m'a parue indéniable, à côté de l'action anti-microbienne de la liqueur ; c'est pourquoi je dois associer ici, dans un même tribut d'éloges, ces deux moyens de traitement qui se complètent et s'harmonisent si bien.

La malade tolérait fort bien le médicament ; dès le huitième jour, elle me déclara qu'elle se sentait soulagée et qu'elle respirait mieux ; après le quinzième jour, je l'auscultai soigneusement et je fus tout étonné de trouver ses poumons en état de notable amélioration. La malade n'avait jamais beaucoup craché, mais sa toux, de grasse qu'elle était d'abord, était devenue plus sèche et le râle bronchiteux de l'arrière-gorge avait disparu.

Tous ces amendements dans les symptômes me parurent favorables. Je fis continuer la cure, en ayant soin de baisser et de hausser alternativement les doses de la liqueur comme il est prescrit, et dès la fin du premier mois de traitement, j'eus le plaisir de constater que tant les lésions locales des poumons que les troubles généraux de l'organisme, étaient en voie de guérison. La malade était plus forte, plus gaie, elle mangeait davantage et digérait mieux ; elle avait cessé de maigrir et reprenait même quelque embonpoint. La gêne qu'elle éprouvait en étant couchée, tant sur le dos que sur les côtes, n'existait plus. Elle renaissait à la vie, positivement. Encouragée par ces résultats, la malade a poursuivi soigneusement son double traitement, sous ma direction, et à l'heure actuelle elle peut être considérée comme absolument guérie.

Il lui reste une broncho-alvéolite chronique de nature bénigne, qui cédera à son tour à une médicatiou lénitive appropriée : mais, l'évolution tuberculeuse est enrayée.

Ce fait extraordinaire, c'est la première fois dans ma longue carrière qu'il m'est arrivé de le constater. Je n'hésite pas à en attribuer tout le mérite à votre *liqueur* combinée aux injections hypodermiques de sérum, qui me paraissent appelés à rendre les services les plus signalés.

Faites de cette déclaration l'usage que vous croirez et croyez moi toujours votre devoué.

HERVIER,

Docteur de la Faculté de Paris,
Chevalier de St-Grégoire le Grand
Villa Adé, St-Philippe
Nice

Marseille, le 15 Novembre 1893.

Monsieur,

Le 29 août de cette année, un jeune ouvrier me suppliait d'aller voir son frère très gravement malade qui demeurait à douze kilomètres de Carpentras. Le malade F. A., cultivateur de son état, était âgé de 24 ans. Il avait eu, trois mois auparavant, une fluxion de poitrine dont il était loin d'être guéri. Il toussait et crachait beaucoup, était d'une grande maigreur et si faible qu'il pouvait à peine quitter son lit. Enfin, il m'attendait impatiemment et n'avait plus d'espoir qu'en moi — propos plus alarmant que flatteur et que tout médecin, à son heure, a le triste privilège d'entendre.

Le malade, que je trouve assis sur un fauteuil est très blond, très maigre, presque émacié, et présente tout l'*habitus* extérieur d'un phtisique. Il a le fond du teint très pâle, les yeux agrandis par la maigreur, le nez effilé, les pommettes saillantes, et la pommette gauche surtout fortement injectée, les lèvres sèches et pulvérulentes.

Oppression considérable (de trente-six à quarante inspirations par minute), pouls à cent cinq, voix faible et cassée. Une légère tussiculation accompagne presque chaque inspiration et devient de distance en

distance une véritable quinte suivie d'une expectoration abondante. Quant aux crachats, ils sont opa-
ques, sans cohésion, et présentent la tenuité et l'odeur
fade du véritable pus ; je n'y remarque cependant
aucune strie de sang.

Malgré la maigreur, qui est très grande, sans aller
pourtant jusqu'au marasme — je note que la confor-
mation du thorax ne présente pas la particularité
commune à beaucoup de phtisiques, des omoplates
sedétachant en forme d'ailes ; plusieurs cicatrices
récentes de vésicatoires couvrent presque tout le côté
gauche.

La percussion accuse de la matité dans les régions
sous-claviculaires et le son caratérisque du pot félé.

Les résultats de l'auscultation concordent parfaitement avec ceux que m'a donnés la percussion :
souffle, pectoriloquie, tintement métallique, quelques
râles muqueux à grosses bulles, que je prends d'abord
pour du gargouillement mais qui se produisent évi-
demment dans les bronches et cessent pour un
instant quand le malade a craché.

Les antécédents ne sont point de nature à m'é-
clairer; il n'y a jamais eu de phtisiques dans la
famille : cependant, j'ai pu savoir que le malade avait
eu des relations avec une jeune femme des environs
morte phtisique deux ans auparavant.

Le malade transpire la nuit, assez pour l'obliger à
changer de linge : l'appétit lui manque totalement,

on le nourrit avec du lait. En se forçant un peu néan-
mois, il pourrait manger davantage.

J'étais donc, d'après toute apparence en présence
d'un cas de tuberculose pulmonaire acquise ; mais
tous ces cas étant généralement douteux et difficiles,
je voulus avant de me prononcer rechercher dans les
expectorations la présence du bacille spécifique : je
pris donc un fragment de crachat que j'emportai chez
moi et je priai le frère du malade de passer à mon
domicile le surlendemain pour prendre l'ordonnance
et les médicaments.

Rentré à la maison, je procédai à la recherche du
bacille, d'après la méthode de Ehrlich, et je pus me
convaincre qu'il s'agissait réellement d'un cas de
pneumonie bacillaire.

J'institue le traitement suivant :

1° Pendant trois jours prendre le matin une goutte
de liqueur anti-tuberculeuse dans une cuillerée à
soupe de la solution de glycérine iodo-iodurée, dont
vous m'aviez remis la formule.

2° Du quatrième au septième jour, deux gouttes
par jour, une le matin et l'autre à midi.

3° Du huitième au quinzième jour, trois gouttes,
une le matin, l'autre à midi et la troisième le soir.

4° Pendant les huit premiers jours faire une fois
par jour et de préférence le matin, dans la région
fessière, une injection hypodermique de serum artificiel, à la dose de 10 grammes par chaque injection.

Du huitième au quinzième jour, renouveler ces injections deux fois par jour.

Ce traitement fut exactement suivi et lorsque je revis le malade, le dix septembre suivant, un changement notable était survenu dans son état. Les crachats avaient diminué de moitié, le pouls avait également perdu de sa fréquence (il était tombé de cent et cinq à quatre-vingt-cinq) les gardes robes étaient plus naturelles, le malade était beaucoup moins faible.

Le vingt-cinq septembre l'amélioration était désormais incontestable; du râle crépitant se percevait distinctement entre la cinquième et la sixième côte. C'était peut-être une résolution. Le malade demandait à manger, les sueurs nocturnes avaient disparu. Je permis trois potages par jour, de l'eau rougie et, dans l'espérance de modifier plus promptement l'état bacillaire et la secrétion bronchique, je fis prendre six gouttes par jour de votre remède.

Le surlendemain, une demie-heure après avoir pris les deux dernières gouttes des six que j'avais ordonnées, le malade fut pris de nausées et de vomissements. C'était evidemment une contre-indication de l'emploi des doses supérieures à celles que j'avais précédemment conseillées et je fis redescendre à trois gouttes par jour, qui furent très bien supportées pendant les deux mois que dura encore la cure.

En effet, l'autre jour, M. F. vint me voir et je le trouvai radicalement guéri. Il avait depuis une dizaine de jours repris ses occupations sans en ressentir aucun malaise ni fatigue, malgré l'humidité de la saison. Je fus vraiment emerveillé du résultat obtenu chez lui. Je ne crois pas exagérer en affirmant que depuis le jour où je le vis pour la première fois, il avait repris de dix à quinze kilogrammes de chair. Il ne toussait plus, je l'auscultai et je trouvai sa poitrine dans l'état le plus satisfaisant.

Cette cure que je considère comme très probante pour l'efficacité de votre liqueur anti-tuberculeuse et des injections de sérum artificiel que vous préconisez, est une de celles qui m'a le plus intéressé dans ma longue carrière de médecin ; c'est aussi une de celles qui m'ont donné le plus de satisfaction, si on tient compte de la gravité du cas que j'entreprenais de traiter et des résultats réellement inespérés auxquels je suis parvenu en trois mois au plus.

*
**

La deuxième observation que je vous soumets n'est pas aussi concluante que la précédente, car les résultats n'en peuvent être considérés comme définitifs. Je crois cependant devoir vous en faire part parce qu'elle est de nature à intéresser les hommes de science et parce qu'elle corrobore — en les confirmant — les constatations déjà faites sur l'action thérapeutique de votre liqueur anti-tuberculeuse.

Elle se distingue de la précédente en ce que j'ai cru pouvoir me passer dans ce cas des moyens adjuvants qui m'étaient fournis par les injections hypodermiques de sérum artificiel, et j'ai limité le traitement à l'emploi de la *liqueur anti-tuberculeuse*. Peut être est-ce à cela qu'il faut attribuer le succès incomplet de la cure. En tout cas, c'était un essai à faire et je suis content jusqu'à un certain point de l'avoir fait parce que cela m'a prouvé que les injections sous-cutanées ont une véritable importance pour la réussite parfaite du traitement.

Marie L... qui vient me consulter le 14 septembre est une demoiselle de 35 ans, qui n'a jamais joui d'une bien bonne santé; elle est de complexion plutôt chétive, les omoplates saillants, la poitrine rentrée, les seins peu développés, la face bouffie et d'un teint maladif prononcé ; dans son jeune âge, au moment de la formation, elle a eu des hémoptysies ; puis des bronchites successives, négligées ou mal guéries ; enfin vers l'âge de vingt deux ans, elle a vu s'arrêter ses règles pendant quatre ans environ.

Actuellement, et depuis quelques années déjà, les règles ont reparu, mais espacées, irrégulières, insuffisantes, décolorées.

Elle s'est présentée à mon cabinet, il y a environ deux mois, en se plaignant de ne pouvoir respirer : elle accusait alors dans le dos, entre les deux épaules, une douleur sourde, qui la prenait dès qu'elle voulait s'appliquer à des travaux de couture (elle est lingère de son état). De plus, elle me dit que bien que n'ayant jamais été bien forte, elle avait toujours jusque là mangé d'assez bon appétit et vaqué sans trop de fatigue à ses occupations ; mais que, depuis cinq à six mois, elle se sentait très faible, oppressée, sans envie de manger, que la nuit elle toussait et transpirait, sans aucune raison, enfin qu'elle sentait au haut de la poitrine du côté gauche une gêne et comme une démangeaison continuelle et que lorsqu'elle voulait respirer profondément *ça lui faisait mal* à cet endroit.

J'auscultai la patiente, après qu'elle m'eut renseigné sur ses antécédents de famille, qui n'ont rien de suspect.

Je trouvai, en effet, au sommet du poumon gauche des craquements humides et au milieu du lobe supérieur une caverne assez étendue : la respiration est obscure et irrégulière : la percussion donne un son mat et obtus. Je résolus d'essayer sur cette nouvelle malade, dont le cas ne me paraissait pas aussi grave que les précédents, votre *liqueur anti-tuberculeuse*, car le diagnostic de phtisie pulmonaire au début de la deuxième période, ne faisait pour moi aucun doute et les bons résultats déjà obtenus sur l'autre malade me donnaient grand espoir pour celle-ci.

Je conseillai donc :

1° Pendant la première semaine, une goutte de liqueur anti-tuberculeuse dans une cuillerée de solution de glycérine iodo-iodurée, à prendre tous les jours, le matin une demie-heure avant le déjeûner.

2° Pendant la seconde semaine, deux gouttes par jour, une le matin et une le soir.

3° Pendant les quinze jours suivants, trois gouttes une le matin, une à midi et une le soir.

Je conseillai, en outre, un régime tonique et réparateur, lait, œufs, graisses, fécules, viandes grillées, un peu de bon vin généreux et j'insistai pour que la malade cessât momentanément ses travaux de couture. Mais comme c'est une pauvre fille sans ressources, qui habite une chambre étroite et noire, dans un quartier populaire, et qui ne gagne avec ses doigts que juste de quoi vivre, le régime a dû être forcément sommaire et la cessation de travail impossible.

Néanmoins, lorsque elle est revenue me voir, quinze jours après avoir commencé son traitement, ainsi que je le lui avais recommandé, elle m'a dit elle-même, et tout de suite j'ai reconnu, qu'elle allait déjà beaucoup mieux ; elle respirait librement, avait meilleure mine et se sentait plus forte : mais elle n'avait toujours pas d'appetit. Au bout d'un mois, l'amélioration était plus accentuée ; l'appétit, les couleurs, le sommeil étaient revenus: la toux persistait encore la nuit, mais les sueurs avaient cessé.

A l'auscultation, j'ai constaté avec plaisir que la caverne était en voie de cicatrisation et que l'air inspiré arrivait déjà plus facilement dans les alvéoles, qui semblaient moins obstruées par le pus et les mucosités.

Pour me résumer, je considère la fille Marie L... en très bonne voie de guérison et je n'ai pas de doute que d'ici quelque temps elle ne soit tout à fait remise.

Cependant, pour hâter une heureuse solution, je vais faire à la malade quelques injections hypoder-miques de sérum artificiel, dont la nécessité me semble démontrée pour tonifier l'organisme et ranimer la vitalité générale des fonctions.

De ce qui précède, je conclus sans hésiter que votre liqueur tuberculeuse me semble appelée à rendre des services éclatants dans une branche de la science où malheureusement, jusqu'à ce jour les remèdes se sont montrés impuissants. Les quelques observations que j'ai pu faire en toute indépendance et sincérité ne sont que les premiers bulletins de victoire : mais d'autres viendront sans doute, après moi, qui attaque-ront avec les mêmes armes ce redoutable ennemi ; et j'ai la conviction que cet ennemi, le bacille, sera vaincu.

· Dr E. AUGIER,
Place des Capucines, 4
Marseille.

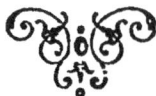

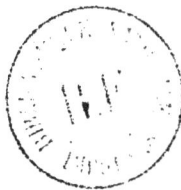

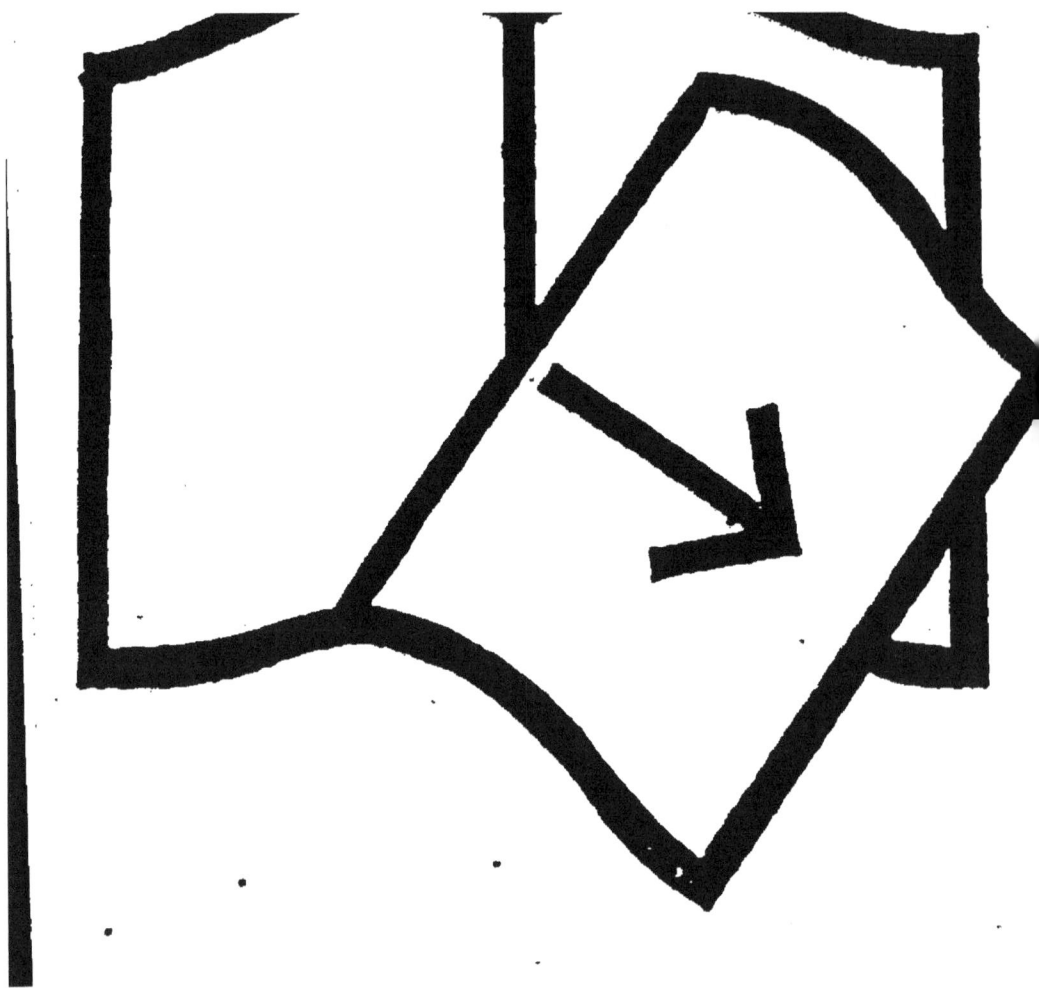

www.ingramcontent.com/pod-product-compliance
Lightning Source LLC
Chambersburg PA
CBHW050527210326
41520CB00012B/2466